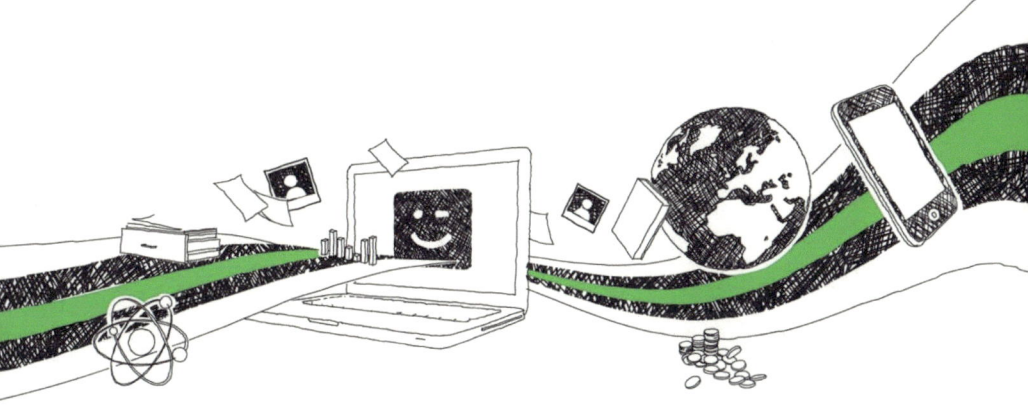
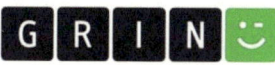

Mario Heinrichs

Die Spirometrie als apparative Labordiagnostik

GRIN Verlag

Bibliografische Information der Deutschen Nationalbibliothek:

Die Deutsche Bibliothek verzeichnet diese Publikation in der Deutschen National-
bibliografie; detaillierte bibliografische Daten sind im Internet über http://dnb.d-
nb.de/ abrufbar.

Dieses Werk sowie alle darin enthaltenen einzelnen Beiträge und Abbildungen
sind urheberrechtlich geschützt. Jede Verwertung, die nicht ausdrücklich vom
Urheberrechtsschutz zugelassen ist, bedarf der vorherigen Zustimmung des Verla-
ges. Das gilt insbesondere für Vervielfältigungen, Bearbeitungen, Übersetzungen,
Mikroverfilmungen, Auswertungen durch Datenbanken und für die Einspeicherung
und Verarbeitung in elektronische Systeme. Alle Rechte, auch die des auszugsweisen
Nachdrucks, der fotomechanischen Wiedergabe (einschließlich Mikrokopie) sowie
der Auswertung durch Datenbanken oder ähnliche Einrichtungen, vorbehalten.

Impressum:

Copyright © 2004 GRIN Verlag GmbH
Druck und Bindung: Books on Demand GmbH, Norderstedt Germany
ISBN: 978-3-638-76084-3

Dieses Buch bei GRIN:

http://www.grin.com/de/e-book/30060/die-spirometrie-als-apparative-labordiagno-
stik

GRIN - Your knowledge has value

Der GRIN Verlag publiziert seit 1998 wissenschaftliche Arbeiten von Studenten, Hochschullehrern und anderen Akademikern als eBook und gedrucktes Buch. Die Verlagswebsite www.grin.com ist die ideale Plattform zur Veröffentlichung von Hausarbeiten, Abschlussarbeiten, wissenschaftlichen Aufsätzen, Dissertationen und Fachbüchern.

Besuchen Sie uns im Internet:

http://www.grin.com/

http://www.facebook.com/grincom

http://www.twitter.com/grin_com

Universität Leipzig
Sportwissenschaftliche Fakultät
Institut Rehabilitations-
Behindertensport und
Sporttherapie

Leipzig, den 30.09.04

Große Spezialisierung „Erkrankung innerer Organe"

Die Spirometrie als apparative Labordiagnostik

MARIO HEINRICHS

Inhaltsverzeichnis

1 Einleitung

Ich möchte Ihnen mit dieser Arbeit die Spirometrie vorstellen, wobei es sich um eine apparative Diagnostik handelt, welche sich vorwiegend mit pneumologischen Problemen, aber auch mit kardialen Problemen beschäftigt. Ich werde Ihnen im Laufe dieser Arbeit versuchen näherzubringen, wie das Gerät aufgebaut ist, wie es funktioniert, welche Meßdaten es erheben kann und mit welche anderen apparativen Techniken man es koppeln und erweitern kann. Zusätzlich möchte ich einen kleinen Ausblick geben, welche Möglichkeiten die Spirometrie vielleicht in ferner Zukunft bieten kann.

2 Geschichte der Spirometrie

Die Anfänge der Spirometrie liegen in der Ergospirometrie und gehen auf das Jahr 1929 zurück. Damals erprobten Knipping, Venath und Hollmann das erste Mal eine Ergospirometriegerät bei Gesunden und Kranken im damaligen Köln. Zum ersten Male wurden Daten gemessen und in alterstypische Normwerte formatiert. In den darauf folgenden Jahren wurde die Ergospirometrie wieder verdrängt und durch andere Gerätschaften ersetzt die metabolische Werteparamter mißt, wie zum Beispiel der Laktatmessung. Erst 1944 wurde der modernen Ergospirometrie durch Wasserman und Mitarbeiter (44), der sogenannten Wasserman'schen Arbeitsgruppe auch klinisch zum Durchbruch verholfen. Dies brachte die Wissenschaft zu vielfältigen Einblicken physiologischer, sowie pathophysiologischer Daten der körperlichen Belastung. Wasserman beschreibt daraufhin die respiratorisch anaerobe Schwelle, die mit Hilfe der gleichzeitigen Messung von Sauerstoffaufnahme und Kohlendioxidabgabe bestimmt werden kann. Mit Hilfe sich rasch entwickelnder Gasanalysortechnik, sowie moderner Computertechnik war es möglich sogar atemzugsweise die Atemgase und andere Meßdaten zu bestimmen und sie zu dokumentieren. Wasserman und Mitarbeiter entwickelten damit Rampenprogramme für die Ergospirometrie, die vorwiegend bei kardio-vaskulär kranken Patienten zur

Anwendung kam. Dabei sollte maximale, sowie submaximale Anstrengungen vermieden werden und der Patient lediglich ein maximales Training von 10 Minuten absolvieren. Mehr hielt man für kontraproduktiv. Als wesentlicher wissenschaftlicher Beitrag dieser Gruppe gilt die Erstellung alters-, geschlechts- und gewichtsbezogenen Normalwerte, die eine adäquate Beurteilung der ermittelten Daten zuläßt.

Weber und Janicki (1946) führten daraufhin umfangreiche Untersuchungen bei herzkranken Patienten durch. Sie nutzten dafür die Laufbandergospirometrie. Gleichzeitig machten sie erste Vergleichsmessungen zwischen er Laufbandergospirometrie und der Einschwemm-Katheder-Untersuchung, so dass genaue Rückschlüsse über die Korrelation zwischen ergospirometrischen Daten und invasiv gewonnenen hämodynamischen Befunden möglich wurde. Zusätzlich zeigten sie das Patienten mit eingeschränkter kardiopulmonaler Leistungsfähigkeit auf eine signifikant reduzierte Herzfrequenzreserve hinweist. Dies war damals ein wahrer Durchbruch und man befand sich auf völlig neuem wissenschaftlichem Terrain.

„Des weiteren entwickelten beide Wissenschaftler die sogenannte Weber Klassifikation, die der NYHA Klassifikation nachempfunden, eine Beurteilung der reduzierten kardiopulmonalen Leistungsfähigkeit, auf den ergospirometrischen Befunden anaerobe Schwelle und maximale Sauerstoffaufnahme basierend, ermöglicht." (Winter, 1994, S.58).

Nachdem die Ergospirometrie in den 70er Jahren fast in Vergessenheit geriet findet sie nun heute in der Gegenwart eine zunehmende Verbreitung in der klinischen Medizin, vor allem in im kardio-pulmonalen Bereichen. Alle großen heutzutage durchgeführten Herzinsuffizienzstudien beinhalten heute selbstverständlich Verlaufsprotokolle der Ergospirometrie. Man kann damit festhalten, dass das Interesse der Kliniker in den letzten Jahren erheblich zugenommen hat. (Vgl. Winter, 1994, S. 56ff.)

3   Methodik der Ergospirometrie

Eine moderne Ergospirometrie-Anlage besteht im Wesentlichen aus folgenden Bestandteilen: Einem computergestützten Ergometer, einem Flussmesser bzw.

Pneumotachographen, Gasanalysatoren für Sauerstoff und Kohlendioxid, einer Recheneinheit und einem Farbdrucker. Wasser benutzte erfahrungsgemäß ein Ergometer, bei dem man sitzt. Grundsätzlich lässt sich auch ein Ergometer verwenden, bei dem man in Schräglage fährt. In kompletter Liegelage sollte die Messung nicht stattfinden, da noch nicht ausreichende bekannt ist wie sich diese Körperlage auf das Beanspruchungsverhalten auswirkt. Weber und Janicki (46) wenden hingegen die Laufbandspirometrie an. Es ist selbstverständlich immer unterschiedlich, welche Methode bevorzugt wird. Im Allgemeinen kann man sagen, dass dies abhängig vom Belastungsgrad des Patienten ist und von der Erfahrung des Arztes oder Testleiters.

Als Flussmeter werden bei der Spirometrie, Differenzialdruckmesser, Turbinen oder geheizte Drähte benutzt, wobei sie mit definierten Volumina kalibriert sind. Die Gasanalysatoren bestehen meistens aus einer Zirkonia-Zelle oder einem paramagnetischen Analysator. Die Kohlendioxidanalysatoren hingegen bedienen sich der Infarotabsorption. Diese Gasanalysatoren müssen regelmäßig gewartet und kalibriert werden. Dies geschieht mit Gasen definierter Zusammensetzung. Die Softwareprogramme sind sehr unterschiedlich und es gibt keinen Marktführer bei der Software von Spirometrien. Somit finden wir eine breite Palette von Programmen, mit deren Hilfe wir die Apparatur bedienen können. Die Durchführung der Spirometrie erfolgt entweder mit einem Mundstück oder einer Gesichtsmaske. Zwischen den Messungen mit Mundstück und den Messungen mit der Maske bestehen in Ruhe Differenzen von 100ml und bei maximaler Belastung Differenzen von 200-300 ml Sauerstoffaufnahme. Die Spirometrieanlagen der früheren Generationen bedienten sich der Mischkammermessung. Moderne Geräte messen die Atemgase sogar schon atemzugsweise. Nach Erfahrungen der Wissenschaftler sind die Unterschiede zwischen beiden Messverfahren verhältnismäßig gering und zu vernachlässigen. (Vgl. Winter, 1994, S.59)

4 Ergospirometrische Messparameter

Die moderne Spirometrie misst eine Unmenge an Parametern, von denen ich die Großzahl hiermit vorstellen möchte.

4.1 Sauerstoffaufnahme VO²

Darunter versteht man die Menge an Sauerstoff, die in dem inhalierten Gasgemisch pro Minuten extrahiert wird. Die Werte dafür leiten sich aus dem Konzentrationsdifferenzen und dem Fluss ab. Bei den paramagnetischen Analysatoren ändert sich dabei das Magnetfeld. Bei den Zirkonaanalysatoren kommt es zu Ladungsdifferenzen durch bestimmte elektrochemische Reaktionen des Sauerstoffs mit den geeichten Gasgemischen. Als VO²max bezeichnet man das höchstmögliche VO² durch eine vorgegebene Belastung. Die Sauerstoffaufnahmekapazitäten sind individuelle verschieden und abhängig von Alter, Größe, Gewicht, Geschlecht und Belastungsart.

4.2 Kohlendioxidabgabe VCO²

Dieser Parameter kennzeichnet die Menge an Kohlendioxid die pro Minute ausgeatmet wird. Diese Konzentration wird mit Hilfe der Infarotabsorption gemessen. Wie auch bei der Sauerstoffaufnahme sind diese Parameter abhängig von Alter, Geschlecht, Körpergröße, Körpergewicht und Belastungsart.

4.3 Respiratorischer Quotient

Darunter versteht man ein Verhältnisparameter. Er kennzeichnet das Verhältnis zwischen der anfallenden Menge an Kohlendioxid bei der Ausatmung und aufgenommenen Sauerstoff bei der Einatmung. Dieser Verhältniswert wird rechnerisch durch die Software bestimmt. Die Normalwerte sind abhängig von der Diät und Art der Ernährung.

4.4 Atemzugvolumen Vt

Dieser Wert charakterisiert das pro Atemzug inhalierte Luftvolumen. Die Messwerte werden aus den Druckdifferenzen und dem Fluss berechnet. Dieser Wert ist ein guter Indikator um Lungenerkrankungen festzustellen, wie zum Beispiel Asthma bronchiale, da dieser Wert bei Lungenerkrankungen signifikant herabgesetzt ist.

4.5 Atemfrequenz Af

Die Atemfrequenz kennzeichnet die Zahl der Atemzüge pro Minute. Dieser Wert wird elektronisch oder per mathematische Integration bestimmt. Die Normalwerte für diesen Parameter liegen in Ruhe bei cirka 10-15 Atemzügen pro Minuten. Somit kann man bei dieser Messung und Vorliegen einer erhöhten Ruheatemfequenz wiederum gut auf Lungenerkrankungen schließen.

4.6 Atemminutenvolumen Ve

Darunter versteht man das in einer Minute geatmete Luftvolumen. Dieser Wert wird aus dem Atemzugvolumen und der Atemfrequenz ermittelt. Der Normalwert ist abhängig von der Einsekunden Kapazität, auf die ich später noch zu sprechen kommen möchte. Die bei maximaler Belastung auftretende Hyperventilation steht hierbei für den Versuch des Körpers eine drohende metabolische Azidose zu kompensieren. Wenn ein Patient früh dazu neigt ein höheres Atemminutenvolumen zu entwickeln ist das ein gutes Kennzeichen für eine schlechte kardiale Situation.

4.7 Totraum-Ventilation zu Atemzugvolumen VD/VT

Dieser Parameter kennzeichnet das Verhältnis des physiologischen Totraums zum Atemzugvolumen. Der Normalwert hier bei diesem Parameter unter Ruhebedingungen bei 0.45, an der anaeroben Schwelle bei 0.33 und bei der maximalen Belastung bei 0.28. Dieser Quotient gibt Auskünfte über die Atemökonomie.

4.8 Sauerstoffpuls VO²/Herzfrequenz

Der Sauerstoffpuls gibt die Menge an Sauerstoff an, die pro Herzschlag bzw. dessen Blutvolumen vom Körper extrahiert wird. Er wird aus der Sauerstoffaufnahme und der abgenommenen Herzfrequenz bestimmt. Die Normalwerte sind wiederum abhängig vom Alter, Geschlecht, Körpergröße, Körpergewicht, Art der Belastung, Trainingszustand und vom Hb-Gehalt. Dieser Parameter erlaubt eine Beurteilung des Schlagvolumens.

4.9 Aerobe Kapazität

Winter (1994) schreibt dazu: „Unter der aeroben Kapazität versteht man den Quotienten aus Änderung der Sauerstoffaufnahme im Verhältnis zur Änderung der Belastung in Watt bei einem Rampenprogramm." Es gibt dazu Normwerte für den Grad der Herzinsuffizienz nach der, schon angesprochenen NYHA Klasse. Die aerobe Kapazität lässt Aussagen zur Übergangsschwelle von aerober zu anaerober Energiegewinnung zu.

4.10 Atemäquivalenz für O^2 Ve/Vo²

Dieser Parameter ist verantwortlich für die Darstellung der relativen Sauerstoffaufnahme bezogen auf das aktuelle Atemminutenvolumen. Der wird aus den gemessenen Werten der Sauerstoffaufnahme und dem Atemminutenvolumen berechnet. Bei unnormal erhöhten Werten in Ruhe oder maximalen Belastungssituationen kann man von einer Störung des Ventilations-Perfusions-Verhältnisses ausgehen.

4.11 Atemäquivalenz für CO^2 Ve/VCo²

Darunter versteht man analog zum vorangegangenen Parameter das Verhältnis der relativen Kohlendioxidabgabe zum Atemminutenvolumen. Es wird aus den gemessenen Werte der Kohlendioxidabgabe und dem Atemminutenvolumen berechnet. Dieser Wert erlaubt eine Aussage über die Ökonomie der Atmung bezüglich der Ausatmung. Diese Aussagen können wichtig sein bei der Beurteilung einer metabolischen Azidose. Er gibt auch Rückschlüsse auf die Größe des Totraumes.

4.12 Endexpiratorischer PO^2:PETO²

Dies charakterisiert den endoxidatorischen Sauerstoff Partialdruck, der immer am Ende der Expiration gemessen wird. Der Ruhewert beträgt erfahrungsgemäß 90 mm Hg. Winter (1994) schreibt dazu: „Ein fehlender Anstieg des PETO² am Ende der Belastung trotz Hyperventilation zeigt einen ineffektiven Gasaustausch bezüglich der Sauerstoffaufnahme. Meistens liegt eine Bronchialobstruktion zugrunde."

4.13 Endexpiratorischer PCO^2:$PETCO^2$

Hierunter versteht man den Kohlendioxid Partialdruck der am Ende der Expiration gemessen wird. Die Normalwerte liegen in Ruhe bei cirka 46-52 mm Hg. Winter (1994) meint dazu: „Bei einem fehlenden Abfall der $PETCO^2$ am Ende der Belastung trotz eingetretener Hyperventilation zeigt einen ineffektiven Gasaustausch bezüglich der Kohlendioxidabatmung an. Meist liegt eine Bronchialobstruktion zugrunde."

4.14 Respiratorisch anaerobe Schwelle

Dieser Parameter ist ein Wert der vom schon angesprochenen Wissenschaftler Wasserman geprägt wurde. Er charakterisiert die höchste Sauerstoffaufnahme, die ohne Anstieg der Blut-Laktat Konzentration erreicht wird. Er markiert zugleich den Zeitpunkt der zusätzlichen Energiegewinnung durch anaerobe Stoffwechselwege und stellt damit auch die Grenze der Ausdauerleistungsfähigkeit der Patienten dar.

4.15 Zusammenfassungen der Messparameter und der durch Gerätekopplung ermittelbaren Messparameter

Belastungsuntersuchungen: EKG, Herzfrequenz, Blutdruck, Belastung

Gasaustausch und abgeleitete Größen: VO^2, VCO^2, RQ, VO^2AT, peak VO^2, VO/HR, aerobe Kapazität

Ventilation und abgeleitete Größen: AF, Vt, Ve, VD/VT, Ve/VO^2, Ve/VCO^2, $PETO^2$, $PETCO^2$

Aus dieser Zusammenfassung erkennen wird, dass sich durch die Spirometrie eine wahre Unmenge an Daten ermitteln lässt bzw. errechnen lässt.

(Vgl. Winter, 1994, S.57)

5   Durchführung einer ergospirometrischen Untersuchung

Das Aufwärmen der Anlage nimmt cirka 20-30 Minuten in Anspruch. Die einschlägige Literatur besagt das die Anlage vor jeder Messung oder zumindest an jedem

Morgen des Messtages gas- und volumenkalibriert werden muss. Der Proband o-
der Patient sollte ausreichend über den Ablauf der folgenden Untersuchung infor-
miert werden. Vor der Untersuchung muss die Anlage an das Körpergewicht des
Probanden angepasst werden. Insbesondere ist bei Wiederholungsmessungen
darauf zu achten, dass der Abstand zwischen Becken und Pedalen immer gleich
ist. Vor der eigentlichen Messung jedoch muss der Proband eine paar Ruheminu-
ten einlegen, bei dem er sich meist auf eine Liege legt. Dazu genügen meist 2-3
Minuten. In dieser Zeit werden sämtliche Ruheparameter gemessen und in den
Computer gespeist. Der Patient kann sich zusätzlich an die, für die Untersuchung
notwendige Atemmaske gewöhnen. Aufgrund der Anamnesedaten, der klinischen
Befunde und zu guter letzt, der sich daraus entwickelten Zielsetzung der Messung
ergibt sich das Ausmaß der Wattsteigerung pro Minute. Daraus entsteht ein so ge-
nanntes Rampenprogramm. Bei kardiovaskulärgeschädigten Patienten empfiehlt
man zum Beispiel 15-20 Watt pro Minute. Die ergometrischen Daten werden nach
dem Test auch in der Ruhepause gemessen und während 5 Minuten dokumentiert.
Wenn der Test beendet ist erfolgt eine kurze Befragung, bei dem Proband oder Patient Auskunft über den Grund des Abbruchs, die Belastungsverträglichkeit und
weitere persönliche individuell verschiedene Parameter geben muss. Es ist selbstverständlich auch möglich dies innerhalb der Messung mit Hilfe der BORG Skale zu
realisieren. (Vgl. Winter, 1994, S.59)

6   Fehlermöglichkeiten der Messung

Immer wenn Technik oder Menschen im Spiel sind entstehen Fehler. Auch bei der
Spiroergometrie treffen wir auf solche Fehler. Wir unterscheiden hier 3 Fehlerquel-
len, die Gerätefehler, die Fehler des Probanden oder des Patienten und die Fehler
des Untersuchers. Zuerst möchte ich auf die Gerätefehler zu sprechen kommen.
Von Gerätefehlern sprechen wir, wenn Gasanalysatoren oder Pneumotachographen nicht oder falsch vom System kalibriert werden. Dazu gehören weiter-
hin Messtechnikfehler am Mundstück, Mischbeutel, Maske oder der Signalgebung.
Zusätzlich können Fehler der Belastungsgestaltung auftreten. Die zweite Klasse

der Fehler betreffen den Probanden oder Patienten. Hierzu zählt unsachgemäße Ernährung vor dem Test, Hb-Gehalt, die endokrine Situation oder Medikation, die nicht genannt wurden oder aufgeführt wurden. Zusätzlich spielt der Trainingszustand hier auch eine wichtige Rolle. Die dritte Fehlerquelle sind die Untersucherfehler, wozu falsche Fragstellung, falsche Belastungssteigerung und frühzeitiger oder verspäteter Belastungsabbruch. (Vgl. Winter, 1994, S.60f)

7   Auswertung und Beurteilung spirometrischer Messdaten

Die Auswertung bzw. Beurteilung spirometrischer Messdaten ist anhand von Normaltabellen vorzunehmen. Im Laufe der medizinischen Forschung und Entwicklung um die Spirometrie haben sich statistisch gesicherte Normwerte für alle messbaren Parameter heraus kristallisiert. Anhand dieser Vergleichsdaten ist es der modernen Medizin möglich geworden vielfältige Beurteilungen über das Datenmaterial zu treffen. Des weiteren erlauben die Messdaten auch eine Einteilung in die NYHA-Klassen, sowie die Weber-Klassen und somit ist es gelungen wichtige Aussagen zu treffen. Auch für die Rehabilitation ist dies ein wichtiger Schritt. Es gibt mittlerweile eine Unmenge an NYHA Klassifikationstabellen für pathologische oder nicht pathologische Erscheinungsmerkmale der einzelnen gemessenen Parameter der Spirometrie. Durch die einschlägige Literatur könnte man an dieser Stelle sehr viele Tabellen anbringen, die dies deutlich machen, aber dies würde leider den Rahmen meiner Hausarbeit ein wenig sprengen. Daher möchte ich lediglich auf jedes im Kapitel 4 angesprochene Parameter eingehen und zu jedem kurz nennen, was sie falls sie pathologisch verändert sind aussagen können. Der erste Parameter, denn wir behandelten war die Sauerstoffaufnahmekapazität. Ist dieser Parameter im Bezug zu den statistischen Normwerten und Einteilung in die einzelnen Schadensklassen verringert lässt dies auf eine geringe Ausdauerfähigkeit schließen, oder aber auch auf eine schlechte Retraktionsfähigkeit der Lunge, wie es bei bestimmten Lungenerkrankungen der Fall ist. Das zweite Parameter ist die Kohlendioxidabgabe. Befindet sich dieser Wert im pathologischen Bereich lässt dies auf einen schlechten Abtransport der Metabolite schließen und trifft damit Aussagen zur

Stoffwechsellage. Zusätzlich könnte dieser Wert auch herabgesetzt sein durch eine schlechte Ausatmungsfähigkeit, wie es bei Asthma bronchiale der Fall ist. Der respiratorische Quotient ist ein sehr gut deutbares Medium, um Aussagen über die Belastung bei Patienten zu sagen. Befindet sich der Wert beispielsweise über 1,1, so liegt eine Ausbelastung vor und der Versuchsleiter kann somit den Test abbrechen. Des weiteren lassen sich durch diesen Parameter Aussagen über die anaerobe Schwelle treffen und somit ist ihm ein hoher Stellenwert zuzusprechen. Des weiteren behandelten wir das Atemzugvolumen. Falls dieser Wert pathologisch verringert ist können wir fast sicher davon ausgehen, dass eine Lungenerkrankung zugrunde liegt. Ist er jedoch erhöht, weist das auf eine ausgezeichnete pulmonale Situation, sowie einer hohen Ausdauerfähigkeit hin. Durch den Wert der Atemfrequenz lassen sich wieder Ableitungen zu restriktiven Lungenerkrankungen treffen. Wenn dies vorliegt ist der Wert meist deutlich erhöht. Zusätzlich ist er in Verbindung mit der Herzfrequenzmessung ein guter Indikator für Ausbelastung, sowie den Eintritt einer starken metabolischen Azidose. Das Atemminutenvolumen ist ein weiterer Wert der von der Spirometrie erfasst wird. Er setzt sich aus dem Atemminutenvolumen und der Atemfrequenz zusammen. Ist dieser Wert erhöht, weißt das darauf hin, dass der Körper vermehrt Metabolite aus dem Körper befördern will und somit lässt sich gut auf eine metabolische Azidose schließen. Ein weiteres Parameter, was ich beschrieb war das Verhältnis zwischen Totraum-Ventilation zu Atemzugsvolumen VD/VT. Dieser Quotient gibt wesentliche Auskünfte über die Ökonomie der Atmung und wir können Rückschlüsse auf Störungen des Perfusions-Verhältnisses treffen. Der Sauerstoffpuls VO^2 lässt eine wesentliche Beurteilung des Schlagvolumens zu, ist also für die Diagnose gerade bei Herzpatienten, wie zum Beispiel Insuffizienzpatienten oder Herzinfarktpatienten von großer Bedeutung. Ist er pathologisch erniedrigt ist es ratsam einen Arzt zu Rate zu ziehen. Kommen wir nun zur aeroben Kapazität. Dieser Wert ist ein sehr aussagekräftiger Wert, der uns einen wichtigen Einblick über bestimmte Stoffwechsellagen verschafft. Mit ihm ist es uns möglich die Schwelle von aerober zu anaerober Energiegewinnung zu erkennen und darzustellen. Bei Werten (nach NYHA) unter 10.29ml/min/w liegen erhebliche Einschränkungen im kardio-pulmonalen Bereich vor. Des Weiteren nannte ich die Atemäquivalenz für Sauerstoff Ve/VO². Hiermit können wir Aussagen über die Ökonomie der Atmung bezüglich der Sauerstoffaufnahme treffen. Bei erhöhten Werten in Ruhe, sowie bei maximaler Belastung können wir wieder von einer Störung des Ventilations-Perfusions-Verhältnisses ausgehen. Auch das Atemäquivalent für Kohlendioxid ist eine wichtige Größe, die uns bei der Bestimmung der Größe des Totraumes hilft und wiederum Rückschlüsse über diverse Störungen des Ventilations-Perfusions-Verhältnisses zulässt. Ein weiterer wichtiger Parameterwert ist der PETO², der so genannte Sauerstoffpartialdruck, der neben dem PETCO², dem Kohlendioxidpartialdruck einen wichtigen Vertreter der Parameter darstellt der auf eine Obstruktion der Atemwege hinweist und somit für verschiedene pulmonale Störungen einen Indikator darstellt. Als weiterer wichtiger Parameter stellt sich gerade für den Rehabilitationssport die respiratorische anaerobe Schwelle dar. Sie erlaubt uns klar zu sagen, wann sich die Energiegewinnung von aerob zu anaerob verändert. Gerade für kardial erkrankte Patienten ist dies ein wichtiger Hinweis zu Belastungssteuerung und auch bei pulmonalen Erkrankungen darf dieser Wert auf keinen Fall vernachlässigt werden. (Vgl. Winter, 1993, S.58f)

8   Portable Spirometer

Da ein Spirometer als Apparatur eine Menge Platz benötigt, dacht man sich Mitte der 90er Jahre eine portable Version davon zu erfinden, wie zum Beispiel den Betamax 3. Er verfügt auch über eine Atemmaske und einer kleinen Speicherbox, die man um die Hüfte oder den Hals trägt. Dort werden die Daten der Spirometrie gespeichert und können dann später am Rechner wieder ausgewertet werden. Somit ist es möglich Messungen in der freien Natur zu machen und der Proband ist hiermit nicht mehr an Räumlichkeiten gebunden. Dieses Gerät stellt einen großen Fortschritt dar und findet einen großen Anwenderkreis.

9   Zusammenfassung

An dieser Stelle möchte ich eine kleine Zusammenfassung schreiben. Wir haben gesehen, daß die Spirometrie ein äußerst praktikables, sowie genaues und sicheres Diagnosegerät ist. Es mißt eine Vielzahl von Werten und ist darüber hinaus fähig selbstständig Berechnungen und Ableitungen zu treffen. Es findet einen großen Wirkungskreis in der Rehabilitation, in der modernen Medizin und im Leistungssport. Für unser Berufsfeld spielt die Spirometrie eine große Rolle, da mit ihrer Hilfe wichtige Aussagen über kardiale Probleme, sowie pulmonale Funktionsstörungen getroffen werden können. Dieses Labortechnik bietet drei Hauptanwendungsfelder, das Diagnostische, das Therapeutische, sowie das Prognostische. Daraus geht hervor, dass das Gerät zum Mittel der Diagnose, zum Beispiel von bestimmten Leistungsparametern genutzt werden kann. Des weiteren kann es zu therapeutischen Zwecken, zum Beispiel in einer Rehabiliationseinrichtung als Trainingsmittel genutzt werden an dem sofort alle wichtigen Daten ausgegeben werden und sich der Patient damit sofort vor Ort einen Überblick über seinen Zustand machen kann. Als dritte Möglichkeit steht die Prognose. Mit der Spirometrie lassen sich im Sinne einer Verlaufsdiagnostik Prognosen erstellen, die zum Beispiel in Richtung Krankheits-Prognose, Krankheits-Progression oder Risiko-Stratifizierung gehen. Des Weiteren ist die Spirometrie mit einer so großen Zahl weiterer Apparaturen koppelbar, daß sie als wahres Multifunktionsgerät angesehen werden kann. Auch in der Zukunft wird die Spirometrie immer mehr genutzt werden. Sie erlangt großen Zuspruch bei den Patienten, sowie bei Krankenhaus- und Rehabilitationseinrichtungen. Leider ist die Apparatur sehr teuer, nicht nur in der Anschaffung, sondern auch in der Unterhaltung. Insofern es der Technik in den nächsten Jahren gelingt die Spirometrie kostengünstiger zu gestalten werden bald viel mehr Einrichtungen damit ausgestattet werden und von den vielen Vorteilen dieser apparativen Diagnostik profitieren. Ich hoffe ich konnte Ihnen einen kleinen Einblick über die Spirometrie verschaffen und Ihnen Aufbau, Funktionsweise, sowie Durchführung und Auswertung etwas näher bringen.

10   Literatur

Winter, U., 1994. Belastungsuntersuchungen bei Herz-, Kreislauf-, Gefäß- und Lungenerkrankungen. Stuttgart:Thieme

Brüggemann, T. 1992. Spirometrische Belastungstest: Reproduzierbarkeit bei anaerober Schwelle
und der maximalen Sauerstoffaufnahme. Kardiol:Supp

Steinbach, M. 1992. Ergospirometrische Normalwerte. Köln:Thieme

Winter, U. 1993. Ergospirometrische Befunde bei Patienten mit Herzklappenersatz. Stutt-
gart:Thieme